A MES CLIENTS

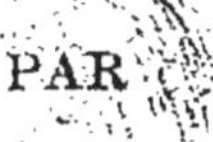

DE LA NAISSANCE

DE LA

PROTHÈSE DENTAIRE

JUSQU'A NOS JOURS

PAR

LÉOPOLD AVRIL FILS

DIEPPE

IMPRIMERIE PAUL LEPRÊTRE ET C\.

133, Grande-Rue, 133.

1875

DE LA NAISSANCE

de la Prothèse dentaire jusqu'à nos jours

A MES CLIENTS

DE LA NAISSANCE

DE LA

PROTHÈSE DENTAIRE

JUSQU'A NOS JOURS

PAR

LÉOPOLD AVRIL FILS

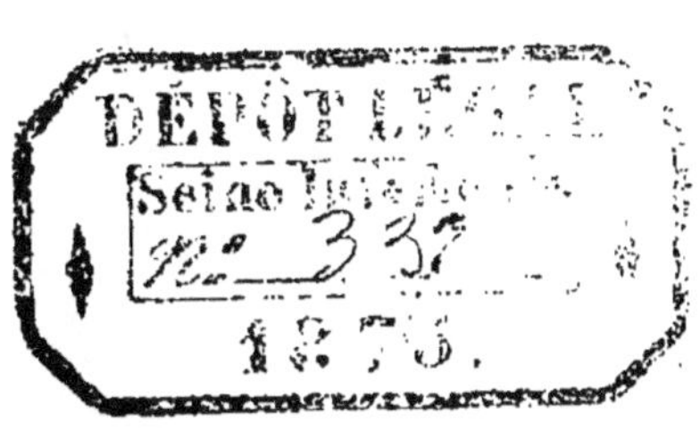

DIEPPE

IMPRIMERIE PAUL LEPRÊTRE ET Cᵉ,

133, Grande-Rue, 133.

1875

DE LA NAISSANCE

de la

PROTHÈSE DENTAIRE

JUSQU'A NOS JOURS.

Quoique la prothèse dentaire soit fort répandue aujourd'hui et quelle soit la branche principale de l'art du dentiste, bien des personnes la méconnaissent, ou du moins trompées par des hommes peu consciencieux se font une fausse idée de son application. Et cependant, quels merveilleux perfectionnements n'a-t-elle pas subis depuis quelques années, lorsque l'on compare les travaux du siècle dernier avec ceux de notre époque.

Il est certain que les anciens ont eu connaissance de l'art dentaire. Les quelques notions que nous ont laissés Hippocrate, Galien et plusieurs autres grands hommes nous prouvent que les Grecs et les Romains ont eu recours à ses services. Voici, du reste, un amendement à l'article onzième des douze tables ainsi conçues : *Vous ne jetterez point d'or sur le bûcher; cependant vous pourrez brûler le mort avec l'or qui lie ses dents.* Cet amendement prouve certainement une connaissance de l'art dentaire chez les anciens. Le chaos dans lequel furent plongés les lettres et les arts au moyen-âge est peut-être la cause de l'incertitude où l'on est sur la perfection à laquelle cet art a pu atteindre.

Le premier écrit qui traita de ces matières eut pour auteur Urbain Hémard, qui vivait à Lyon en 1581, sous le règne de Henri III ; malgré la valeur de cet ouvrage la profession n'en resta pas moins au pouvoir de l'empirisme. Ce n'est que sous Louis XV que Pierre Fauchard lui donna son premier essor.

Les premières dents que l'on exécuta furent sculptées dans des défenses d'éléphant, d'hippopotame et de morse. L'on se servait aussi de dents humaines et même de celles de certains animaux d'un ordre supérieur.

Les dents humaines, sous le rapport de l'aspect, passent en première ligne, et elles auraient peut-être conservé leur réputation sans de graves inconvénients. D'abord leur prix élevé, ensuite le dégoût qu'elles inspirent. Quand à la durée, elle varie de six à huit ans, pourvu toutefois quelles soient parfaitement saines et que le sujet qui les porte n'ait pas la bouche en mauvais état, car l'âcreté de la salivation les détériore rapidement. Je ne vois qu'un seul cas où l'on puisse les employer, c'est par exemple quand ce sont les dents mêmes de la personne qui ont été chassées de l'alvéole par une périostite ; là, il n'y a plus lieu à cette répugnance invincible. Quant à la solidité, il est évident qu'elle est supérieure puisque les dents sont habituées à la nature de la salive.

Après les dents humaines, viennent celles des bœufs, des vaches et des moutons, mais la faible densité de leur émail ne les préserve pas assez contre les agents chimiques que secrète la bouche, leur emploi n'est donc praticable que dans un cas tout-à-fait extraordinaire. Quant aux dents d'ivoire, la date de leur naissance est très-éloignée et on a dû les employer dès l'enfance de l'art. Les meilleures sont celles sculptées dans l'hippopotame quoique le peu de dureté de ses tissus les rendent perméables aux mucosités buccales et remplissent la bouche d'une odeur fétide, elles deviennent jaunes, puis bleuâtres, il y en a même, selon la nature de la matière employée qui se gâtent ; l'œil le moins exercé aperçoit de suite l'absence de vitalité qui caractérise la dent naturelle. Malgré ces graves inconvénients, elles ne sont pas entièrement bannies du domaine de la dentition, et il est des cas où l'on est très-heureux de s'en servir, dans une articulation défectueuse, par exemple.

C'est en 1774 seulement que la prothèse dentaire se ressentit de l'élan que lui avait communiqué Pierre Fauchard, grâce à l'ingénieuse idée de M. Duchâteau, idée qu'il communiqua à M. Dubois de Chemant, chirurgien distingué de cette époque. M. Duchâteau possédait un dentier en ivoire qui, hélas, était loin de bien fonctionner. Victime de souffrances intolérables, il lui vint à l'idée de s'en faire construire un en pâte de porcelaine. Certes l'idée était heureuse, mais il fallait en voir l'application ; ils se mirent donc à l'œuvre. Les premiers résultats ne furent pas heureux, mais après plusieurs tâtonnements ils arrivèrent à fabriquer des bases d'un bleu grisâtre tirant sur le jaune, imitant assez bien les dents. Le premier pas était fait, il ne s'agissait plus que de poursuivre la voie nouvelle dans laquelle on était entré. M. Duchâteau n'ayant aucune connaissance dans l'art du dentiste se vit enlever sa découverte par celui à qui il l'avait communiquée, « bien que l'Académie de médecine, en 1776, lui ait voté des remercîments. » Froissé de cet acte d'indélicatesse, M. Duchâteau traduisit son associé devant les tribunaux qui donnèrent gain de cause à ce dernier. Aussitôt cet arrêt

rendu, M. de Chemant se sentant libre de toute en-
trave, se mit à améliorer les différentes pâtes qui
entraient dans la confection de ses pièces, il réussit,
et, quelques années après, il en livra plusieurs qui
lui valurent un brevet d'invention du roi Louis XVI.

Voici donc le dentier en ivoire remplacé par celui
en porcelaine préférable par son incorruptibilité et
son imitation plus exacte de la nature. Mais ces
avantages laissaient subsister encore bien des désagréments. La fabrication des bases en porcelaine étant longue et difficile, il arrivait souvent
qu'après la cuisson, la pièce au sortir du moufle
subissait un retrait énorme malgré les plus grandes
précautions, de plus elle se félait : de là une source
continuelle de désappointements qui rebutaient
les ouvriers chargés de ce travail. Après bien des
recherches, on parvint à rendre parfaite la manipu-
lation des pâtes et on fit des dentiers capables de
tromper les yeux les plus clairvoyants ; leur fra-
gilité et la difficulté de leur préparation sont peut-
être les seules causes de l'abandon dans lequel ils
sont plongés aujourd'hui. Pour obvier à ces inconvénients, on fabriqua des dents séparées, qui
étaient munis d'une rainure et de trois petits cram-
pons destinés à recevoir une tige de platine main-
tenue par une soudure. Ensuite on fixa les dents
également par la soudure sur une base d'argent,
de platine ou d'or. Quelques dentistes employèrent

même du maillechort, mais ce métal trop oxidable fut rejeté, l'argent présentant le même inconvénient le fut aussi.

Le dentier en métal, soit en or, soit en platine, est en quelque sorte préférable : cependant il a l'inconvénient d'échauffer la bouche. Bien que son poids soit plus lourd que ceux que l'on fabrique en caoutchouc, il gêne moins les mouvements de la langue et facilite par cet avantage la prononciation. Ce système, devint une arme de plus contre les dentiers en cheval marin qui ne tardèrent pas à tomber sous les derniers coups que leur porta l'application du caoutchouc à la prothèse dentaire.

Du reste les dentiers en métal sont en général les plus propices à la succion ; leur peu d'épaisseur leur facilite une adhérence très-grande ; quant à la solidité elle est incontestable, mais il est vrai que si leur construction est propice pour la mâchoire d'en haut, elle rencontre quelques difficultés dans l'application de celle d'en bas. Les bords de l'appareil, eu égard à son peu d'épaisseur, pénètrent dans les gencives en prenant leur assise et irritent les muqueuses qui sont d'une sensibilité extrême.

Dans ce cas, il est plus prudent de remplacer la base de métal pour la mâchoire inférieure par une base en caoutchouc qui a l'avantage d'avoir ses bords très-épais et plus arrondis. Je recommande spécialement cette méthode aux personnes qui font usage de dentiers complets, elles trouveront un bien-être sensible dans l'emploi de ce système. Quand la voûte palatine n'est pas propice à la succion, il faut avoir recours aux ressorts en ménageant leur place dans le travail qu'ils doivent supporter, ils n'irritent en aucune façon les joues; le seul défaut que l'on peut leur imputer est de conserver les substances alimentaires dans l'interstice de leurs anneaux que le travail de la mastication fait ouvrir, mais en les nettoyant souvent avec un bon dentifrice on diminue de beaucoup ce désagrément.

Lorsqu'il s'agit de pièces partielles d'une ou plusieurs dents et que leur tenue est impossible soit par les ressorts ou par la succion, il faut avoir recours aux crochets, quoique bien des personnes aient un grand préjugé contre ce mode d'emploi qui use l'émail et ronge les dents. Ce préjugé a assez de vraisemblance malheureusement, mais ce n'est point toujours sur les crochets qu'il faut en faire retomber l'effet, il faut rechercher la cause et on la trouve dans la mauvaise exécution du travail.

Lorsqu'une pièce n'a de tenue possible que par ce système, il faut prendre le point d'appui sur les molaires, elles seules sont capables de supporter sans altération la fatigue de l'appareil avec des crochets tenant toute la largeur de la dent.

Bien exécutés, il est incontestable qu'ils sont

inoffensifs. Mais beaucoup de dentistes ont crié et crient encore bien fort contre ce système plutôt comme réclame que pour tout autre cause. Plus de dents à crochets, disent-ils, mais ils les remplacent par des petites chevilles en bois qui sont, dans tous les cas, plus pernicieuses que le moyen qu'ils attaquent. Pour eux le but principal est atteint, ils ont attiré le client, que demandent-ils de plus ?

Si votre dentiste a justifié la confiance que vous lui accordez, rapportez-vous-en à lui ; soyez sûr qu'il cherchera tous les moyens possibles de la conserver, et ne vous fiez pas à toutes les affiches qui sont autant de piéges pour les personnes trop crédules. L'on fit aussi des pièces en étain, leur lourdeur extrême et le mauvais goût qu'elles faisaient naître en mangeant des aliments acides les ont fait rejeter de la fabrication.

L'aluminium, qui est d'une très-grande légèreté, est également employé comme base, mais il faut le secours du caoutchouc pour obtenir un travail passable.

Les premiers essais du caoutchouc vulcanisé employé dans l'art dentaire datent de 1853. M. Bevant et le docteur Putman, de New-York, furent les premiers qui en firent usage. Les services réels que rendit cette découverte en fit propager l'emploi.

Le caoutchouc convenablement durci possède de

grandes qualités, il est imperméable aux mucosités
buccales et, avec des soins, malgré le dire de cer-
taines personnes, il ne porte point d'odeur. Il est
préférable au métal, quand les gencives sont molles
et douloureuses. Quand aux collets qui assurent la
solidité de la pièce, ils ont moins à craindre que les
crochets métalliques, quelque soit leur exécution,
les dents étant plus dures que la matière employée,
s'il y a usure, ce n'est que du côté de l'appareil. Le
caoutchouc rose est très-utile pour recouvrir les
plaques en or que l'éclat fait vite apercevoir. Une
pièce recouverte par ce procédé est le plus beau
travail qui puisse sortir des mains du dentiste, car
il réunit la finesse à la solidité. C'est aussi dans
des déperditions de gencive que le caoutchouc pro-
digue ses avantages tout en réparant les vides, il
marie assez bien sa nuance avec la gencive qui
l'entoure. Le seul reproche que l'on puisse lui faire
est peut-être son manque de solidité, qualité que
l'on n'acquiert qu'avec une certaine épaisseur,
épaisseur qui gêne malheureusement la prononciation pendant quelque temps. Pour retirer un véri-
table avantage de cette matière, il faut la joindre
au métal pour soutenir les dents et leur donner des
couronnes; on empêche ainsi un cliquetis désa-
gréable qui a souvent lieu pendant la mastication.
Le caoutchouc est aussi employé dans les obtura-
teurs, il comble avec une grande précision les ou-
vertures du voile du palais, rectifie la prononcia-

tion et empêche les aliments ainsi que les liquides de pénétrer dans les fosses nasales. Pour terminer, le caoutchouc est aussi employé dans les appareils de redressement malgré sa douceur qui doit être sa seule qualité, en ce cas je suis certain que les résultats sont plus longs à obtenir qu'avec les appareils confectionnés en métal.

En 1868, une nouvelle substance du nom de celluloïde fut employée à New-York comme base dentaire ; elle devait, selon le désir de quelques dentistes, détrôner le caoutchouc. Elle n'y réussit pas; la seule qualité que l'on peut lui reconnaître fut son extrême légèreté, malheureusement les dents n'y tiennent pas solidement fixées et elle porte une odeur de camphre tellement insupportable que la plupart des personnes qui essayent d'en faire usage ne peuvent s'y habituer; son application s'est très-peu répandue en France. J'en ai fait l'essai, mais j'ai dû en abandonner l'emploi, les résultats ne me paraissent pas assez satisfaisant.

Maintenant que j'ai passé rapidement en revue les différents progrès de la prothèse dentaire, étudié ses avantages et démontré surtout que l'application des crochets amène de sérieux désagréments lorsqu'ils sont exécutés par des mains inexpérimentées, je puis hardiment conclure que, de toutes les pièces, les plus solides sont les pièces en métal. Mais, pour obtenir d'une pièce bien exécutée et bien posée, un résultat satisfaisant, il faut avant tout assainir la bouche, c'est-à-dire enlever les racines malades qui sont souvent le siége d'inflammation. Quand à celles qui n'ont aucune maladie, leur présence est nécessaire, elles deviennent un soutient utile aux dents qu'elles supportent. Pour les personnes dont les gencives s'irritent facilement et qui redoutent les opérations, si minimes quelles soient, la pièce en caoutchouc est sans contredit la plus agréable, par une raison très-simple, c'est que la facilité de travailler cette matière à la chaleur permet de réparer les retraits qui peuvent survenir à la pièce pendant la période de son emploi, si la bouche change.

Quand aux dentiers, lorsque l'on peut unir le caoutchouc, soit au platine, soit à l'or, on arrive à confectionner des travaux remarquables par la durée des services qu'ils rendent.

Une suite de sérieuses observations avec l'aide de plusieurs personnes faisant usage de ce procédé me prouvent que l'union du caoutchouc à l'or ou au platine est le meilleur système employé jusqu'à ce jour.